TRAITEMENT

DE

LA DIPHTÉRIE

DU CROUP

ET DE L'ANGINE COUENNEUSE

PAR

LE DOCTEUR LÉOPOLD NOËL

DE

NOYERS-SAINT-MARTIN (OISE)

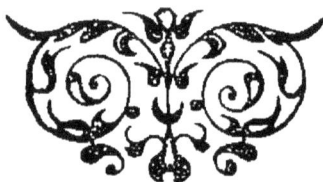

MACON

IMPRIMERIE PROTAT FRÈRES

1888

TRAITEMENT

DE

LA DIPHTÉRIE

DU CROUP

ET DE L'ANGINE COUENNEUSE

PAR

LE DOCTEUR LÉOPOLD NOËL

DE

NOYERS-SAINT-MARTIN (OISE)

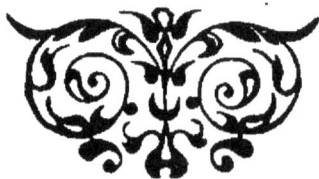

MACON

IMPRIMERIE PROTAT FRÈRES

1888

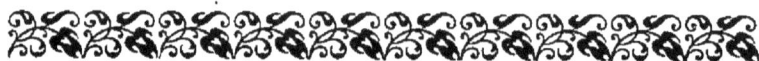

DIPHTÉRIE

(ANGINE COUENNEUSE, CROUP)

I

L serait difficile à qui voudrait l'entreprendre d'établir une nomenclature à peu près complète de toutes les médications et de tous les remèdes prônés et mis en usage dans le traitement de la diphtérie. Presque tous, après une période de vogue plus ou moins longue, mais plus souvent courte que longue, sont tombés dans l'oubli. Ceux qui surnagent, *rari nantes*, sont destinés eux aussi, sans doute, à disparaître l'un après l'autre devant les théories nouvelles qui en feront surgir de nouveaux.

Si ces insuccès répétés ne le découragent pas, ils doivent au moins inspirer une grande circonspection et une crainte salutaire au médecin qui, croyant avoir mis la main sur un remède nouveau, se propose de le faire connaître. Combien ne doit-il pas craindre d'avoir été le jouet de son imagination et de s'être laissé aller à un enthousiasme irréfléchi, d'avoir tiré des conclusions prématurées et de s'exposer par trop de précipitation au jugement, quelquefois sévère, de ses chers confrères généralement peu enclins à l'indulgence pour un novateur inconnu qui n'a pas de nom dans la science.

J'ai hésité longtemps à prendre la parole devant le redouté et savant aréopage sur une question aussi grave que celle d'un remède nouveau à lui proposer contre une maladie qui en a déjà dévoré tant d'autres.

Me défiant des conclusions hâtives, j'ai été (je puis me rendre ce témoignage) plus exigeant envers moi-même que je ne l'aurais été envers d'autres; là où dix faits auraient suffi pour me convaincre, j'en ai demandé cent. Aujourd'hui mon opinion est arrêtée et ma confiance absolue dans la méthode de traitement que j'ai étudiée et expérimentée depuis quatre ans, et que j'ai l'honneur, dans cet opuscule, de soumettre au jugement du corps médical.

Je crois de mon devoir de ne pas en différer davantage la divulgation, car de nouveaux délais ne peuvent qu'être préjudiciables aux malades de mes confrères si, comme je le pense, je suis dans le vrai, et aux miens si, malgré tout, je me trompe, car il serait aussi coupable à mes confrères qu'à moi de persévérer dans une erreur qui nous serait démontrée et dans une méthode de traitement reconnue inférieure.

La certitude où je suis d'en avoir trouvé une meilleure et l'affirmation que je fais de son efficacité ne suffiront pas pour amener la conviction dans les esprits de mes confrères, je n'ai pas cette folle prétention; je ne leur demande qu'une chose, c'est d'expérimenter mon traitement et de voir si mes affirmations sont fondées.

J'espère, je l'avoue, gagner mon procès. Si je me montre, dans cette notice préliminaire, si affirmatif d'une part et si confiant de l'autre, cela tient à la date à laquelle je l'écris (février 1888) et au surcroît de preuves que le temps m'a apporté depuis que j'ai commencé la rédaction du présent mémoire (août 1886); depuis cette dernière date, mon opinion s'est affermie et ma conviction s'est accrue de jour en jour en raison du nombre toujours croissant de guérisons obtenues.

Je sens bien que devant mes juges j'élève trop la voix et que je manque de modestie. C'est la foi qui me fait parler haut; qu'elle soit auprès d'eux mon excuse.

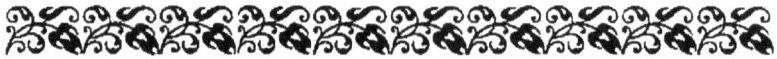

II

En mars 1879, à Froissy, j'eus deux cas de croup mortels sur des enfants. Quelques jours après, je fus moi-même atteint de l'épidémie dont j'avais contracté le germe en les soignant. Me voyant pris, je me dis : J'en ai encore pour quatre jours. En effet, le quatrième jour, je faillis mourir comme je m'y attendais : délire, orthopnée, tirage, accès violents et répétés de suffocation, tout semblait indiquer une fin prochaine. Les deux médecins qui me soignaient, jugeant la situation désespérée, ne crurent même pas devoir recourir comme dernière ressource à la trachéotomie, à laquelle, du reste, je me serais opposé vigoureusement. J'étais bel et bien condamné. J'en revins néanmoins, grâce sans doute à la force de ma constitution, car je ne pris aucun médicament, ne pouvant rien avaler, ayant les dents serrées par le gonflement des parotides et des ganglions sous-maxillaires.

Une fois guéri, le danger que j'avais couru ne laissa pas que de faire une certaine impression sur mon esprit, et d'attirer mon attention sur le traitement de cette maladie.

Cherchant un fil pour me guider dans le dédale des médications diverses, l'influence de la théorie régnante des microbes, à laquelle je ne crois cependant qu'en partie, me fit tourner les regards vers les antiseptiques et les médicaments réputés pour leurs vertus microbicides.

Ne considérant pas la diphtérie comme une maladie locale dont la fausse membrane serait l'élément constituant, mais comme une maladie générale infectieuse, je voulais un médicament qui pût être versé dans le torrent circulatoire en quantité notable pour y poursuivre le poison dans l'organisme tout entier, et non un modificateur local que je regardais comme tout à fait insuffisant et inefficace.

En parcourant la liste des antiseptiques, je fus surpris de ne pas avoir pensé plus tôt à l'acide borique, d'autant plus que, depuis que je suis médecin, je l'emploie journellement, non à l'état d'acide, il est vrai, mais à l'état de sel, dans une affection qui, par son siège et sa nature cryptogamique, offre une certaine analogie avec la diphtérie.

Avant moi, mon père, également médecin, traitait le muguet des enfants par le borax en potion et s'en trouvait bien. Je suivis son exemple et, depuis trente ans, je n'ai pas encore trouvé un muguet rebelle à ce traitement, et pourtant j'en ai vu de sérieux tapissant tout l'intérieur de la bouche d'une couche épaisse avec ulcérations sous-jacentes de la langue et des gencives.

Employé *de cette façon*, c'est-à-dire en potion, le borax est dans le muguet *un spécifique*, son action est immédiate et le muguet disparaît à vue d'œil.

Dans l'angine pultacée, elle est aussi rapide et aussi sûre.

Il est également utile dans les stomatites aphteuses, quoique moins efficace dans ce cas.

Le borax, ayant l'avantage sur les autres antiseptiques, qui tous sont de violents poisons même à petites doses, de pouvoir être administré à doses élevées sans dangers sérieux pour les malades, répondait à mes *desiderata* théoriques.

D'un autre côté, comme je l'ai déjà dit, j'en avais depuis longtemps constaté l'efficacité dans d'autres affections également cryptogamiques de la gorge; je résolus donc de l'essayer contre la diphtérie à la première occasion, sans, cependant, concevoir l'espoir d'arriver à un résultat définitif et certain, attendu que, pour cela, il me fallait. une véritable épidémie, et que je n'en espérais pas, les épidémies de cette nature étant excessivement rares dans la contrée où j'exerce, et la maladie en question ne s'y présentant guère qu'à l'état sporadique.

Après quatre années d'attente, ce que je n'espérais plus arriva cependant : j'eus mon épidémie, plus complète même que je ne l'aurais demandée, et par elle toutes les facilités possibles et désirables pour mon expérimentation, qui fut, selon moi, complète, car non seulement elle s'étendit sur un nombre considérable de cas, mais elle fut par dessus le marché contradictoire par suite de circonstances favorables dont je parlerai tout à l'heure.

III

EN 1884, à Montreuil-sur-Brèche, se déclara une épidémie d'angine couenneuse. Le premier cas traité par un autre médecin fut mortel; appelé *in extremis* auprès du petit malade, je ne pus que constater, en même temps que la présence de fausses membranes dans la gorge, les symptômes d'une fin prochaine. En effet, l'enfant succomba quelques heures après ma visite.

Le lendemain, le père fut atteint; traité immédiatement par le borax, il guérit facilement; d'autres cas suivirent au nombre de neuf, dont cinq sur enfants et quatre sur adultes; traités de la même façon, ils se terminèrent tous par la guérison. Un seul d'entre eux fut grave, celui d'un enfant de six ans.

Les résultats obtenus sur une aussi petite échelle ne m'autorisaient pas, quoiqu'ils fussent tous heureux, à rien conclure sinon que je pouvais être dans une bonne voie et qu'il fallait persévérer dans l'expérimentation commencée.

Enfin, en 1885, la diphtérie éclata sur différents points à la fois avec un caractère de gravité évident et indéniable. Je ne dirai pas que j'en fus réjoui, mais je fus satisfait néanmoins de trouver l'occasion de soumettre à une épreuve sérieuse la médication que j'avais mise à l'étude, et qui, jusque là, ne m'avait donné que des promesses.

Depuis l'angine couenneuse la plus bénigne, celle qui se localise sur les amygdales et guérit toute seule, avec ou malgré les médications les plus variées, jusqu'aux formes les plus graves, celles dans lesquelles la diphtérie envahit le larynx, ou s'étend aux ramifications des bronches, ou encore s'accompagne de gangrène de la gorge, toutes les variétés m'ont passé devant les yeux depuis que cette épidémie règne dans nos parages.

Elle revêtit différents aspects, suivant les localités; dans l'une, elle s'attaqua de préférence aux enfants; dans l'autre, aux adultes. Ici ce fut l'angine couenneuse simple, là l'angine couenneuse compliquée de rougeole et de scarlatine mêlées; ailleurs ce fut le croup qui domina; chaque commune atteinte avait pour ainsi dire son épidémie distincte.

Le nombre des cas qu'il me fut donné de voir dépasse la soixantaine (63); celui des décès, les miens et ceux de mes confrères ensemble, s'élève à 15.

Ces chiffres témoignent suffisamment de l'étendue et de la gravité de l'épidémie. Je ne crois pas que l'on puisse alléguer qu'elle n'était pas sérieuse et de celles dans lesquelles tout médicament nouveau fait merveille.

D'un autre côté, comme je n'ai donné à *tous* mes malades, *pour tout traitement, absolument que du borax et rien que du borax*, il sera difficile, quand j'aurai établi mon bilan mortuaire, qui n'est que de deux ou trois décès sur plus de 60 cas, d'échapper à cette conclusion que le borax en potion agit favorablement dans la diphtérie, et qu'en ce qui me concerne, c'est à lui que je dois les succès que j'ai obtenus.

Le *borax* a pour effet, quand il est pris à doses convenables, de développer rapidement une abondante salivation. Après avoir passé de l'estomac dans le torrent circulatoire, il vient s'éliminer par les glandes mucipares de la gorge et les glandes salivaires, dans le lieu même d'élection des fausses membranes sur lesquelles il exerce alors son action locale. Sous son influence, celles-ci ne tardent pas à se ramollir et à diminuer d'étendue, on les voit s'amincir sur leurs bords tout en se gonflant en leur milieu, elles perdent de leur résistance, deviennent plus spongieuses et plus molles, et finissent par se dissoudre en une espèce de bouillie qui s'en va avec la salive; parfois elles se détachent par plaques plus ou moins étendues, laissant la muqueuse qu'elles abandonnent privée de son épithelium, enflammée, rouge, saignante et souvent ulcérée.

Dans ce cas, les malades rendent, en même temps que des débris membraneux, des crachats sanglants; quelques-uns même sont pris de véritables hémoptysies, mais le sang qu'ils rendent, comme on peut s'en convaincre, vient des surfaces saignantes d'où les fausses membranes ont été comme arrachées par des efforts de toux ou de vomissement.

Si alors on suspend l'usage du remède, on retrouve le lendemain ces mêmes surfaces recouvertes de nouvelles couennes. Même après que toute production néomembraneuse a disparu, il est donc bon de donner encore le remède, mais à doses décroissantes. Le borax n'a pas de vertu magique; il ne guérit pas en une fois et pour toujours, ce n'est qu'en combattant par son action et pied à pied la maladie et pendant tout le temps nécessaire qu'on arrive à un résultat.

Son usage prolongé n'a d'autre inconvénient que le dégoût qu'il donne aux malades, quand on n'a pas la précaution de changer et de varier les substances dans lesquelles on le fait prendre.

Dans un cas de croup chez un enfant de 2 ans, j'ai été forcé, par des récidives, d'en continuer l'usage jour et nuit, un mois durant et pendant six semaines dans un cas de diphtérie généralisé sur une jeune fille de 13 ans.

C'est à cette opiniâtreté dans le traitement que, selon moi, j'ai dû leur guérison.

La dose en est de 0 gr. 50 à 1 gr. au dessous d'un an, de 1 gr. à 1 gr. 50 de 2 à 5 ans, de 2 gr. de 5 à 10, de 3, 4 et 5 gr. chez les adultes, suivant la force du malade et la gravité du mal. J'ai été parfois jusqu'à 12 et 15 gr., mais n'ai rien obtenu de plus qu'avec 4 ou 5. C'est donc à cette dernière dose que je m'arrête aujourd'hui.

J'ai grand soin de fractionner les doses que je donne généralement d'heure en heure, excepté pendant le sommeil du malade.

Parfois chez les enfants, ou dans les cas graves chez l'adulte, je rapproche les doses jusqu'à les donner de demi-heure en demi-heure.

Je considère les vomissements provoqués par le sulfate de cuivre, l'ipécacuana ou l'émétique comme plus nuisibles qu'utiles, à cause de la dépression que ces médicaments déterminent, quand l'indication est de relever plutôt les forces par des toniques.

Je m'abstiens aussi complètement de toute espèce d'insufflation de poudres médicamenteuses quelconques qui ne procurent que des accès violents de suffocation sans modifier en rien la fausse membrane.

J'ai en horreur le raclage, le grattage des fausses membranes par des moyens mécaniques et leur destruction par les caustiques. Le pinceau que l'on promène dans la gorge d'un enfant plus ou moins docile propage plus souvent la maladie qu'il ne la détruit, en portant sur des parties saines les germes de la fausse membrane qu'il vient de toucher et en détruisant par le caustique dont il est imprégné l'épithélium protecteur de la muqueuse encore saine ; c'est là une véritable inoculation plus sûre que si elle était faite avec une lancette. Le médecin, en cette occasion, avec son pinceau, me fait l'effet d'un jardinier armé de son plantoir ; malheureusement, ce n'est pas des fleurs ou des poireaux qu'il plante, mais bien le bacille de la diphtérie.

Donc, *pas de vomitifs, pas d'insufflation* et *pas de cautérisation.*

C'est autant de tortures épargnées aux petits malades, qui se révoltent à bon droit contre ces moyens violents, sinon funestes ; si nous ne pouvons pas les guérir, tâchons au moins de ne pas ajouter à leurs souffrances.

Si encore ces moyens étaient toujours employés avec prudence et d'une façon discrète, ils seraient moins nuisibles. Mais, forcément, le médecin qui a mis sa confiance en eux parce qu'il croit à une affection locale qu'il veut détruire sur place, en abuse. Quand, malgré leur emploi, et j'ajoute *par* leur emploi

même, la maladie, au lieu de rétrograder, se
développe; il en conclut qu'il les a employés
d'une façon insuffisante, et il les redouble.
C'est ainsi que j'ai vu de pauvres petits mal-
heureux que l'on faisait vomir toutes les
heures, dans la gorge desquels on soufflait, au
risque de les asphyxier tout à fait, 8 ou 10 fois
par jour des quantités d'alun, de chlorate de
potasse, d'acide citrique et même de borax, et
que l'on cautérisait avec de la *teinture d'iode*
pure ou de l'*acide chlorhydrique fumant* (c'est
le caustique classique de Trousseau), avec du
bichlorure de mercure et même du *cyanure de*
mercure, le poison le plus violent connu. Si
l'on en découvrait un autre plus actif encore,
il n'y a pas de doute qu'il serait le bienvenu,
car il s'agit de tuer sur place l'auteur de tout
le mal, le *microbe*.

Quel pavé d'ours cela nous fait!

Si je m'élève contre l'abus des moyens lo-
caux, ce n'est pas par des considérations
uniquement doctrinaires et parce que je considère la diphtérie comme une maladie in-

fectieuse générale plutôt que locale et parasi-
taire, mais c'est aussi en vue de prémunir
ceux de mes confrères qui voudraient faire
usage du borax dans le traitement de cette
affection, contre l'emploi simultané d'autres
moyens que je crois nuisibles, et pour qu'ils
n'attribuent pas à cette médication des insuccès qui ne lui seraient pas entièrement impu-
tables.

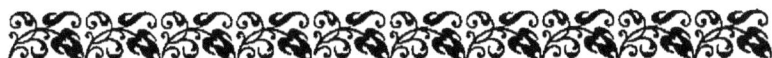

IV

Pour établir le bien fondé des assertions que je viens d'émettre relativement à l'efficacité du borax dans le traitement de la diphtérie, je n'ai qu'à faire la relation succincte de l'épidémie qui eut lieu à A. en 1885 et des résultats comparés des deux méthodes de traitement qui lui furent appliquées.

La diphtérie régnait dans cette commune depuis un an sur les enfants.

Le docteur X., qui y était résident, traitait ses malades par les cautérisations, les vomitifs coup sur coup, et les insufflations réitérées de poudres médicamenteuses dans la gorge.

Quoique soignés *secundum artem*, s'ils ne mouraient pas tous, il n'en réchappait guère.

Appelé dans cette commune en février 1885 pour un cas de croup, je le traitai par le borax seul et j'eus la satisfaction de guérir ma malade.

Encouragé par ce succès, j'appliquai le même traitement aux autres cas qui se présentèrent; j'obtins de nouvelles guérisons.

Malgré cela, si j'avais été seul dans cette commune à traiter mes malades par le borax, j'aurais hésité à lui faire l'honneur des succès obtenus. Mais, pendant que je faisais la preuve, mon confrère se chargeait de la contre-épreuve et cela dans les mêmes conditions, puisque nous opérions tous deux dans la même commune et en même temps sur la même épidémie.

Or, tandis qu'il perdait 7 malades sur 8, je n'en perdais que 1 sur 9, et je ne fais pas encore entrer en compte 4 ou 5 cas légers, ce qui me donnerait une proportion de 1 sur 14.

Je dois admettre, il est vrai, qu'il a pu avoir

lui aussi 4 ou 5 cas de guérisons qui ne lui sont pas comptés, ayant passé inaperçus justement à cause de leur bénignité.

Cela lui donnerait encore une proportion de décès infiniment supérieure à celle que j'ai obtenue, puisqu'elle serait de 7 sur 14, soit de 1 sur 2 pour sa méthode, et de 1 sur 9 pour la mienne.

La différence serait encore assez notable pour mériter d'être notée.

Les habitants de A. ne tardèrent pas à mettre en balance les résultats des deux traitements en présence, et à faire leur choix. M. X. perdit rapidement tous ses clients, au point qu'il fut forcé de quitter le pays, et de se faire *dentiste*.

D'un autre côté, le maire de l'endroit, M. N., fit annoncer à son de caisse qu'il engageait ses administrés à faire prendre à leurs enfants, en guise de préservatif, le médicament que je prescrivais et il le mit gratuitement chez le pharmacien à la disposition des indigents. Ses conseils furent suivis ; les enfants bien por-

tants furent mis à l'usage du borax et l'épidémie disparut. Cette disparition fut-elle for-
tuite, n'y eut-il entre elle et l'initiative de ce
maire qu'une coïncidence heureuse, cela est
très possible, mais le contraire aussi est possible et rien ne dit que le maire de A. n'a pas
trouvé le vrai moyen d'arrêter une épidémie
diphtéritique; cela reste à voir, et l'expérimentation en serait facile dans un hôpital d'enfants
quand cette maladie contagieuse s'y déclare.
Quel qu'en serait le résultat, fût-il négatif, il
prouverait seulement contre l'action préven-
tive, mais nullement contre l'action curative du
borax, et c'est de cette dernière qu'il est question dans ce mémoire.

Pour en donner de nouvelles preuves, je
puis citer, tout paradoxal que cela paraisse,
aussi bien les décès que j'ai eus que les guérisons que j'ai obtenues, car ils militent également en faveur de ma thèse, puisqu'ils n'ont
eu lieu, comme on va le voir, que là où je suis
arrivé trop tard pour instituer à temps mon
traitement, que là où ce traitement a été in-

terrompu trop tôt, ou encore là où tout traitement doit fatalement échouer, quand, par
exemple, l'angine couenneuse se complique
de gangrène. Aussi, si je ne donne que
quelques observations de guérison, je donnerai
toutes celles où la maladie se termina par la
mort, de sorte que, si je suis reconnu coupable d'illusion, je ne puisse pas être soup-
çonné de ne pas être d'une entière bonne foi.

1re *observation.* — Le 5 mars 1885, je suis
appelé à *Reuil-sur-Brèche* par V. pour une de
ses filles qui souffrait, depuis quelques jours
déjà, d'un mal de gorge. Comme il n'y avait
pas encore eu de cas de diphtérie dans cette
commune, je pensai avoir affaire à une angine simple; d'un autre côté, étant très
occupé ailleurs, je remis ma visite au lendemain. Ce jour-là, je fus encore empêché de
m'y rendre, de sorte que quand, enfin, je
pus y aller, au lieu d'une malade j'en trouvai
deux, l'une de 12 et l'autre de 6 ans, et toutes
deux très gravement atteintes d'angine couen-

neuse laryngée, avec tirage et menaces de suffocation.

Au lieu de continuer ma tournée dans les autres communes où j'étais appelé, je revins immédiatement sur mes pas avec le père pour lui donner plus vite le médicament qui me réussissait ailleurs, mais il était sans doute trop tard, car elles ne tardèrent pas à succomber toutes deux, à quelques heures d'intervalle.

Je suis persuadé qu'elles ne seraient pas mortes si j'étais arrivé au début de la maladie, et ce qui m'autorise à penser ainsi, c'est que, dans la même maison, le père et la mère et les trois enfants, sur quatre qui leur restaient, furent atteints de la maladie, et que, soignés à temps, ils guérirent tous, c'est que, dans la même commune, il y eut 28 autres cas d'angine couenneuse, dont quelques-uns très graves, et pas un décès; il faut ajouter que la mort des deux premières victimes avait fait une profonde impression sur tous les habitants; qu'ils ne négligaient pas de m'appeler au

début de la maladie, ni moi d'y courir aussitôt.

2ᵉ *observation.* — Le 9 mai 1885, Elise D.
de A., 5 ans 1/2, est prise d'angine couenneuse; le 11, date de ma première visite, je
constate l'existence de fausses membranes sur
les amygdales et sur les piliers du voile du
palais, la respiration est déjà difficile et la
voix voilée. Je la mets à l'usage du borax (2 gr.
par jour); le 12, il y a une légère amélioration, les fausses membranes se ramollissent et
se détachent en partie, la voix s'éclaircit; le
13, même état; le 14, la voix est presque
normale, la respiration facile, les fausses
membranes ont disparu; je conseille de recu-
ler les doses que je faisais prendre auparavant
toutes les demi-heures; en la quittant je donne
bon espoir aux parents, mais la bonne vieille
qui la soignait, ayant sans doute entendu de
travers, cesse de lui donner la potion; le 15, je
ne vais pas voir ma malade, la croyant à peu
près hors de danger, tandis qu'au contraire

la maladie avait fait un retour offensif vigou-
reux, aussitôt la médication supprimée ; aussi
le 16 je trouve ma malade au plus mal, et en
effet, elle succombe dans la journée.

La suppression intempestive du médicament
n'est-elle pas pour quelque chose dans le décès
de cette enfant ? Il est permis de le croire,
puisque j'avais du mieux le 13 et le 14.
Quoi qu'il en soit, j'accepte ce cas comme un
insuccès, le borax ne guérira sans doute pas
infailliblement toujours. Pourvu qu'il guérisse
souvent, plus souvent que les autres médicaments, cela me suffit.

3ᵉ *observation*. — La famille R., de *Puy-la-
Vallée*, avait perdu, le 17 mai 1885, un enfant
de 4 ans du croup, sans que le médecin l'eût
vu ; le 25 juillet suivant, deux autres enfants
furent pris d'angine couenneuse dans la même
maison, et quelques jours après, un troisième
et un quatrième furent également atteints ;
trois filles de 8 à 10 ans et un garçon de 2 ans.
Ils furent mis tous à l'usage du borax à raison

de 3 gr. pour le plus jeune et 4 et 5 gr. pour
ses sœurs plus âgées ; au bout de 3 ou 4 jours
une amélioration sensible se produisit chez
tous, les fausses membranes disparurent bientôt complètement chez l'une des filles, un peu
plus lentement chez les deux autres, mais plus
difficilement chez le garçon.

Chez ce dernier, elles réapparurent bientôt
sous la forme d'une plaque arrondie de la
grandeur d'une pièce de un franc, située sur
le côté droit du voile du palais, je rapprochai
les doses du médicament que je fis donner
toutes les demi-heures, mais sans obtenir de
résultat. Vers le douzième jour, je m'aperçois,
en abaissant la langue, que la fausse membrane suit le mouvement d'abaissement, laissant au dessus d'elle une échancrure en forme
de croissant ; le voile du palais est gangréné au
dessous d'elle et c'est l'escharre qui se détache
en partie dans le haut quand j'abaisse la
langue. A partir de ce jour, les boissons reviennent par le nez, l'haleine de l'enfant prend
une fétidité insupportable, ses selles exhalent

une odeur tellement infecte que, quand elles se
produisent, personne ne peut rester dans la
maison ; le voile du palais, siège de la diphtérie, est devenu noir, l'enfant s'affaiblit de jour
en jour et finit par succomber à l'empoisonnement septicémique.

Voilà certes un cas d'insuccès complet dans
lequel le borax s'est montré impuissant après
un commencement d'amélioration. Ce qui
me console, c'est que je ne pense pas que,
par une autre méthode, je sois arrivé à un
meilleur résultat, et je ne crois pas qu'il existe
dans la science une seule observation d'angine
couenneuse et gangrénée guérie sur un enfant
de 2 ans. Si je l'avais sauvé, j'en aurais été
étonné autant que d'un miracle.

Si cet enfant mourut de la complication de
gangrène qui survint, ses trois sœurs, dont
deux furent gravement atteintes, guérirent facilement, malgré la réunion des plus mauvaises
conditions hygiéniques qu'il soit possible de
voir : quatre enfants malades de la même épidémie dans la même chambre étroite, basse,

non aérée, et remplie de lits et de berceaux,
manquant de linge et des habitudes et des
soins ordinaires de propreté. Chaque fois que
j'entrais dans cette maison, j'y respirais moi-
même difficilement tant l'air y était infecté.
Pour obtenir encore dans de semblables conditions hygiéniques trois guérisons sur quatre,
il faut, selon moi, que le remède y ait contri-
bué.

4ᵉ *observation*. — Le 5 mai 1885, je suis
appelé en consultation à Saint-Just-en-Chaus-
sée, auprès de la veuve D., âgée de 44 ans,
atteinte depuis 4 ou 5 jours de diphtérie bron-
chique capillaire. La malade suffoquait littéra-
lement. Mes confrères B... et de S.-A..., qui
la soignaient, consentirent, sur ma proposition, à essayer comme dernière ressource la
médication boratée. Ce fut en vain : la malade
succomba le lendemain. Il est évident que je
ne puis pas compter ce cas comme un insuccès
imputable à mon traitement. Si j'en parle,
c'est parce que je me fais un cas de conscience

de ne passer sous silence aucun des cas où le borax a échoué, eût-il été donné à des moribonds.

5e *observation*. — Arthur P..., âgé de 4 mois, soigné d'abord par mon confrère X... de A..., puis par moi, meurt le 1er juin, au bout de quelques jours de maladie, sans avoir présenté de symptômes déterminés permettant d'établir un diagnostic précis. L'épidémie qui régnait dans la commune me fit penser, quoiqu'il n'y eût pas de fausses membranes apparentes, qu'il pouvait y avoir là un empoisonnement diphtéritique sans manifestations extérieures. Quoi qu'il en soit, ne voyant pas d'inconvénient à le faire, je soumis cet enfant à la médication boratée, ce qui ne l'empêcha pas de mourir.

Dans les relations que je viens de faire de ces six cas mortels, j'ai montré que trois d'entre eux, dans lesquels le remède fut donné trop tard, ne pouvaient pas témoigner contre lui. Les trois autres qui restent comme

témoins à charge sont : 1° celui de Puy
(*obs.* 3), où il y eut complication de gangrène; 2° celui de A... (*obs.* 2), où le médicament fut par erreur suspendu trop tôt, et
3° le dernier dont je viens de parler, où le
diagnostic resta incertain.

Citons maintenant quelques cas de guérisons :

6e *observation*. — L... Mathilde, de A...,
âgée de 6 ans 1/2, est prise de croup d'em-
blée le 22 février 1885. Son frère était mort
de la même maladie quelques mois auparavant; il avait été traité par les vomitifs et les
cautérisations. L'enfant a de la fièvre et de
l'insomnie, elle est agitée, la voix est voilée,
la toux rauque, j'examine la gorge avec beaucoup de difficultés et ne remarque que de la
rougeur des piliers et un peu d'œdème de la
luette. Le lendemain, la voix est éteinte;
quand elle tousse, elle s'asseoit rapidement sur
son lit, la respiration est anxieuse, les lèvres

bleuissent, les yeux injectés larmoient, elle est menacée de suffocation. La mère se désole en reconnaissant les symptômes qui ont précédé la mort de son premier enfant. Je n'avais prescris la veille que 2 grammes de borax, je double la dose. Le 24, même état; le 25, l'amélioration se prononce, la voix est toujours éteinte, mais la toux est plus grasse et la respiration est plus facile; l'enfant en vomissant expulse des débris de *fausses membranes*. Les jours suivants, le mieux s'accentue, la voix revient et, au bout de huit jours, l'enfant est guérie.

7e *observation*. — Le 26 mai 1885, je suis appelé à A..., chez L.., dont les deux enfants, Henri (5 ans) et Lucie (6 ans), sont atteints d'angine couenneuse. Je constate que chez l'un et chez l'autre le voile du palais et les amygdales sont tapissés de fausses membranes légèrement jaunâtres; ils ont tous deux une toux rauque et la voix voilée. La prostration est très grande, surtout chez la fille. Je

leur prescris 6 grammes de borax à prendre
en 24 heures par doses fractionnées ; le lendemain pas de changement, si ce n'est une
prostration plus grande encore. Il y a eu des
vomissements fréquents que j'attribue à une
dose trop forte de médicament : je la réduis
à 3 grammes et je conseille en même temps
de leur donner un peu de vin. Le 28, les
fausses membranes sont toujours là, mais elles
ont de la tendance à se détacher, la voix me
semble plus claire, il n'y a pas eu de vomissements, les forces reviennent manifestement,
les malades ne sont plus affaissés comme les
premiers jours.

J'avais éprouvé de grandes craintes à leur
sujet, l'espoir me revient; le 29, les fausses
membranes commencent à se détacher par
lambeaux, la respiration est plus facile, la
fièvre tombe, je tiens un double succès de
plus ; en effet, les choses vont s'améliorant
de jour en jour. Je fais néanmoins continuer
le traitement jusqu'au 2 juin, de crainte d'une
rechute.

Ces deux enfants, auxquels une bonne hygiène et une nourriture substantielle avaient manqué et qui, ne trouvant pas dans leur organisme affaibli la force de résistance nécessaire, fléchissaient aux premières atteintes du mal ; je suis persuadé que, sans la médication boratée, j'aurais eu deux cas de croup d'une grande gravité, sinon mortels, tandis qu'avec le borax le mal a été, quoique avec un peu de peine, assez rapidement enrayé.

8e *observation*. — Hélène F..., âgée de 13 ans, à Reuil-sur-Brèche, est atteinte, le 23 avril 1885, d'angine couenneuse. Les amygdales et les piliers du voile du palais sont tapissés de fausses membranes ; je lui fais prendre 6 grammes de borax par jour. Le 24, même état ; le 25, la voix est voilée, la respiration est gênée, la malade salive énormément, les fausses membranes de la gorge se désagrègent, mais l'altération de la voix et la difficulté de la respiration me font craindre leur invasion dans le larynx ; je continue le

médicament à la même dose ; ce n'est qu'au
bout de cinq à six jours que la voix reprend
son timbre ordinaire et que la respiration rede-
vient facile, mais alors les fausses membranes
réapparaissent sur les amygdales et sur les
piliers : un jour, elles tombent par plaques ;
le lendemain, de nouvelles sont reformées, et
cela dure *six longues semaines* pendant lesquelles ma malade ne perd pas courage et
continue à prendre son médicament toujours
à la même dose et une cuillerée d'heure en
heure. La quantité de couennes rendues par
cette malade fut vraiment remarquable.

Elle avait eu un mois auparavant un abcès
du coude que j'avais ouvert. La plaie était
presque entièrement guérie quand elle vint à
se compliquer de diphtérie vers le douzième
jour du début de l'affection. Sous l'influence
de cette complication, la plaie s'agrandit, se
creusa et prit une teinte grise de mauvaise
nature ; les fausses membranes y furent d'une
épaisseur extraordinaire ; je fis souffler dessus
du borax en poudre, cela les fit durcir ; elles

prirent la consistance du cuir et ne commencèrent à se détacher qu'au bout d'un mois.

Pendant les quarante jours de ce traitement, la sœur de la malade, Théodosie F..., 19 ans, et le père Emile F..., 53 ans, furent également atteints de la même maladie ; mais cela ne dura, chez l'un comme chez l'autre, qu'une huitaine de jours. Le père fut sérieusement malade, les fausses membranes s'étendaient jusque dans le pharynx et gagnaient aussi le larynx, comme l'indiquaient une grande gêne de la respiration et la raucité de la voix ; il prit jusqu'à 12 grammes de borax par jour, eut une abondante salivation et rendit là aussi de grandes quantités de fausses membranes.

9e *observation.* — Le 1er mai 1886, je suis appelé la nuit pour un enfant de 13 ans, Hector M..., de Montreuil-sur-Brèche, qui, me disait-on, était étranglé au point qu'il serait peut-être mort quand j'arriverais. Je trouve le malade dans l'état suivant : tout le corps est couvert de sueur, la peau est rouge lie de

vin, la face vultueuse, les lèvres et le nez
gonflés, les yeux saillants et larmoyants, les
pupilles largement dilatées. L'enfant respire
avec bruit, le timbre de la voix est rauque, il
est dans un délire violent, il se débat avec
force contre deux ou trois personnes qui ont
beaucoup de peine à le contenir, il ne recon-
naît plus personne. Pour m'assurer s'il voit
encore, j'approche une lumière de ses yeux,
cela lui fait l'effet d'un incendie ; il se met à
crier *au feu* de toutes ses forces et cherche à
fuir.

Quand il est enfin un peu calmé et que je
puis l'examiner, je constate l'existence d'une
angine couenneuse compliquant une scarlatine en pleine éruption ; les accidents nerveux
qui s'y joignent me font craindre en même
temps une méningite.

Ne pouvant rien contre la scarlatine, je
traite seulement la complication diphtérique
par le borax à la dose de 4 grammes par jour,
et les accidents nerveux par le musc à la dose
de 1 gramme.

Le lendemain, je trouve une légère détente ; l'enfant est beaucoup plus calme. La respiration se fait toujours par la bouche, le nez et les fosses nasales étant complètement envahis par les fausses membranes. Le cas me paraît excessivement grave.

Le traitement est exécuté à la lettre tel que je l'ai prescrit ; une cuillerée de la potion boratée et une autre de la potion musquée sont données alternativement toutes les demi-heures. Le 3 mai, l'amélioration est évidente ; l'enfant est calme, il commence à rendre des débris de fausses membranes dans ses crachats. il salive abondamment. Malgré cela, il ne respire pas encore par le nez, qui reste bouché, les jours suivants, le mieux s'accentue ; je diminue la dose de borax et supprime le musc ; enfin, le 8, il est hors de danger, mais il reste sourd.

Attribuant cette surdité à un état catarrhal des trompes d'Eustache, auxquelles l'inflammation des fosses nasales se serait propagée par continuité, je mets mon malade à l'usage

de l'iodure de potassium, j'applique quelques
vésicatoires volants sur les apophyses mas-
toïdes; j'obtiens une amélioration sensible,
mais non une guérison complète. Il est resté
depuis sinon sourd, du moins un peu dur
d'oreilles; je pense que les courants continus
lui seraient fort utiles.

10ᵉ *observation.* — Le 16 juin 1886, je suis
appelé au Plessier-sur-Bulles pour un enfant,
le nommé Oscar M..., âgé de 15 mois, qui
présentait tous les symptômes du croup :
toux rauque, voix éteinte, fièvre, agitation,
respiration bruyante et gênée, accès de suffocation au moment de la toux; l'enfant s'asseoit
rapidement sur son lit, s'accroche à son ber-
ceau pour respirer, et quand l'accès est passé,
retombe anéanti. Les ganglions sous-maxillaires sont gonflés et douloureux. Je cherche
à voir dans la gorge sans y réussir; car cet
examen provoque des cris et des accès de
toux; j'y renonce, je lui fais prendre 2 gr. 1/2
de borax par jour; le 17, même état; le 18,

amélioration marquée, la dyspnée est moins
grande, la respiration plus facile, mais la voix
reste éteinte ; le 20, elle revient un peu, mais
voilée ; le 22, l'enfant se trouve tout à fait
bien, les parents suspendent le traitement ;
le 24, rechute, réapparition de la toux, la voix
se voile de nouveau, la respiration devient
plus difficile, on reprend le traitement ; le 26,
le mieux se déclare de nouveau et continue,
mais lentement, la voix ne revient pas complètement, on continue l'usage du borax jusqu'au 6 juillet, époque à laquelle l'enfant est
revenu à une santé parfaite ; il a beaucoup
maigri.

11ᵉ *observation*. — Le 20 juin 1886,
Adémard L..., de Thieux, âgé de 35 ans, est
pris de mal de gorge ; je le vois le lendemain,
mais c'est en vain que je cherche à déprimer
la base de la langue pour voir ce qui peut y
avoir derrière, le malade est pris de telles nausées chaque fois que je touche la langue avec
le manche d'une fourchette, que je renonce à

cet examen. Je constate seulement une rougeur inflammatoire sur le voile du palais avec gonflement et infiltration de la muqueuse. La gêne de la respiration, l'agitation du malade me font craindre l'existence de fausses membranes pharyngiennes se prolongeant vers la glotte. Je prescris le borax à la dose de 8 gr. par jour. La nuit suivante, le malade est pris de délire ; il se jette en bas de son lit et court hors de sa chambre pour chercher de l'air. Le 22, légère amélioration, mais la nuit suivante, même délire et mêmes accès de suffocation ; le 23, le malade en vomissant rend un flot de fausses membranes et tout aussitôt se trouve mieux, il respire facilement et se croit guéri, il juge à propos de suspendre le traitement ; mais, le lendemain, la gorge se reprend, je l'examine maintenant sans provoquer trop de nausées et je constate quelques débris de fausses membranes sur les piliers du voile du palais ; je lui fais reprendre l'usage du borax aux mêmes doses que précédemment. Il s'y conforme par la crainte de la rechute qui le

menace. Le mieux se prononce le lendemain
et s'accentue les jours suivants ; le 1er juillet
le malade est hors de danger.

Ces deux dernières observations sont curieuses à noter, car elles nous font, pour ainsi
dire, assister à une espèce de lutte entre le
médicament et la maladie dans laquelle l'un
gagne le terrain que l'autre perd. Quand l'action du médicament est établie, la maladie
recule ; si celui-ci est supprimé trop tôt, elle
revient incontinent à la charge et ne bat défi-
niment en retraite que lorsque celui-ci est
repris. J'ai été souvent témoin de faits semblables dans d'autres cas non relatés dans ce
mémoire.

Je bornerai là mes citations ; je crois inutile
de multiplier des observations qui ne diffèrent
l'une de l'autre que par des nuances et qui
peuvent se résumer toutes en trois mots :
angine couenneuse, borax, guérison. Celles que
je viens de donner doivent suffire pour établir
que le borax pris à l'intérieur paraît avoir

dans l'angine couenneuse et le croup une action salutaire, que c'est un médicament inoffensif, même à des doses élevées.

Quant à son action parasiticide et anti-septique, elle est connue de tous.

De tous les médicaments employés contre les maladies à microbes, il est le seul qui puisse être donné à hautes doses, le seul que l'on puisse introduire dans l'économie en quantité notable sans risquer d'empoisonner le malade. L'acide phénique et le bi-chlorure de mercure qui sont en usage en pareil cas sont éminemment toxiques, même à des doses minimes. Ils sont tous deux de violents poisons qui ne peuvent être mis en des mains inexpérimentées. Le borax, au contraire, peut être administré par le premier venu, dans tous les cas où la diphtérie est à craindre, et cela constitue en faveur de ce remède un avantage immense, car ce n'est qu'en prenant au début l'angine couenneuse grave ou le croup qu'on peut les guérir, et j'ai la conviction que si, dans *toutes les angines*, les parents eux-mêmes donnaient à leurs enfants, en attendant le médecin, une potion au borax, qui, même dans les angines simples, ne peut qu'être utile comme je l'ai expérimenté souvent, ils sauveraient ainsi un certain nombre de vies précieuses.

Combien de remèdes déjà ont été proposés contre la diphtérie et prônés outre mesure par leurs inventeurs enthousiastes, qui étaient tombés sur des séries heureuses ou sur des épidémies bénignes, de celles qui, guérissant toutes seules, font la fortune éphémère des médicaments nouveaux.

Le mien aura-t-il pareille destinée ?

Les conditions dans lesquelles je l'ai expérimenté (usage exclusif dudit remède pour tout traitement, gravité de l'épidémie attestée par de nombreux décès *avec le traitement classique*), les résultats que j'ai obtenus, 2 ou 3 décès sur plus de 60 cas, me font espérer pour lui un meilleur sort.

Noyers (Oise), 18 août 1886.

Dr Léopold NOEL.

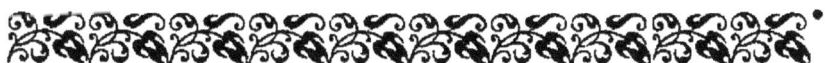

V

POST-SCRIPTUM. Le présent mémoire était terminé à la date susindiquée, je me proposais de l'envoyer à l'Académie de médecine, quand de nouveaux cas d'angine couenneuse se présentèrent dans ma clientèle; c'était une bonne occasion d'expérimenter à nouveau mon remède, j'attendis donc qu'ils vinssent m'apporter soit la confirmation, soit l'infirmation de mes conclusions. Tous se terminèrent par la guérison; l'un d'eux fut d'une telle gravité qu'il mérite d'être noté. En voici l'observation aussi succincte que possible.

12ᵉ *observation*. — Le 12 décembre 1886, je suis appelé à Campremy, chez B. Arnold, maréchal, qui souffre d'un mal de gorge depuis trois jours déjà. Son enfant avait eu, treize jours auparavant, une angine couenneuse compliquant une rougeole. Sa femme avait contracté, en soignant son enfant, une angine simple, sans exanthème, qui, traitée dès le début par le borax, était restée sans complication d'aucune sorte.

Je constatai à ma première visite l'existence de fausses membranes très épaisses d'un jaune sale sur les amygdales et les piliers du voile du palais ainsi que sur la luette. Je prescrivis une potion boratée à 8 gr. à prendre dans les 24 heures.

Le lendemain, même état général et local. Sudamina sur tout le corps. Je porte le borax à la dose de 15 gr.

Le 14, les fausses membranes commencent à se détacher, il en rend des lambeaux dans ses crachats et on les entend flotter dans l'arrière-gorge dans les mouvements de la

4

respiration; il est difficile de les voir, car les ganglions sous-maxillaires sont tuméfiés et l'empêchent d'ouvrir suffisamment la bouche; les bras et les jambes sont rouge lie de vin, coloration que j'attribue à une scarlatine à marche irrégulière; un délire violent accompagne cette éruption; la nuit, il s'exaspère au point qu'on est obligé de lier les jambes du malade pour l'empêcher de se jeter en bas du lit.

Le 15 et le 16, aggravation des symptômes : les forces diminuent rapidement, des fuliginosités noirâtres couvrent les dents et les gencives; elles s'étendent sur la langue et dans toute la bouche. Redoutant une action dépressive des doses massives du médicament, je le supprime le 15; mais le 16 je le prescris de nouveau à doses moins élevées, 8 gr. comme au début, car je constate que, pendant les 24 heures de suspension du médicament, les fausses membranes qui restaient confinées dans la gorge entre les piliers ont envahi tout le palais. La rougeur de la peau a disparu sans desquamation, les selles sont d'une grande fétidité, l'état adynamique complet.

Le 17, tous les mauvais symptômes déjà décrits ont encore augmenté, le pouls est misérable, la faiblesse extrême, le délire moins violent, mais continu ; les fuliginosités plus épaisses s'étendent d'une lèvre à l'autre, quand il ouvre la bouche, comme un voile que je suis obligé de racler avec le manche de la fourchette dont je me sers pour desserrer les dents et tâcher de jeter un dernier coup d'œil dans la bouche du moribond.

Je crois à une fin prochaine ; j'en avertis la famille qui déjà, la nuit précédente, avait appelé le prêtre pour donner au malade l'extrême-onction.

Après ma visite, il se met à vomir et à rendre un tas de *saletés noires et infectes* pour me servir des expressions de son garde-malade, un homme courageux s'il en fût, car, ayant contracté lui-même l'angine couenneuse et l'ayant fait gagner à sa femme et à sa fille, cela ne l'empêcha pas, aussitôt qu'il alla

un peu mieux, de reprendre son poste au
chevet de son voisin, et cela simplement, sans
ostentation et sans forfanterie, comme une
chose toute naturelle. De pareils actes de
dévouement sont si rares que je ne puis
m'empêcher de noter celui-ci en passant.

Mon malade se trouvant à toute extrémité,
on lui alluma le cierge bénit de cire jaune,
le prêtre revint lui dire les prières de l'agonie ;
sa femme, pour ne pas le voir mourir, se
sauva chez ses parents.

Le garde-malade dont je viens de parler,
une fois le prêtre parti, et jugeant qu'il ne ris-
quait rien, lui fit avaler en guise de viatique
« UNE BONNE GOUTTE » : un demi-verre d'eau-
de-vie *pour lui donner du cœur*, ce qui ne fit
que redoubler ses vomissements. Cette rasade
d'eau-de-vie releva-t-elle ses forces épuisées ?

Quoi qu'il en soit, je fus très étonné le
lendemain de le retrouver vivant, et de constater la disparition complète des fausses membranes et des fuliginosités de la veille ; il ne
restait que quelques débris de couennes sur les

amygdales et les piliers du voile du palais. Le délire était encore le même, mais le pouls reprenait de la force. C'était pour moi une résurrection; je ne m'en félicitai pas encore trop vite, de crainte d'une rechute. Le mieux s'accentua néanmoins de jour en jour; je diminuai les doses du borax graduellement : au bout de huit jours, mon malade se levait et au bout d'un mois, il reprenait son travail. Il eut pendant sa convalescence une dizaine de petits abcès sous-cutanés aux deux jambes.

Je dois ajouter que j'avais donné, outre le borax, du musc contre le délire, du champagne, du malaga, du café, du cognac, pour combattre la prostration.

Si j'avais perdu ce malade, ma confiance dans l'efficacité du borax eût été fortement ébranlée; sa guérison a raffermi ma foi et confirmé mes convictions. D'autres cas d'angine couenneuse moins graves, il est vrai, au nombre de neuf, se sont présentés depuis dans ma clientèle et ont tous guéri par le même moyen, ce qui donne une moyenne de 3 décès sur 73.

A mes confrères maintenant de décider la dose de vérité ou d'illusion contenue dans ces pages. *Sub judice lis est.*

Noyers, 25 avril 1887.

Dr L. N.

VII

UNE nouvelle apparition de la diphtérie dans ma clientèle m'oblige encore une fois à reprendre la plume et à grossir malgré moi mon mémoire de nouvelles observations qui, du reste, ne feront qu'apporter de nouvelles preuves à ma thèse.

Je serai bref car j'ai hâte de terminer.

13ᵉ *observation*. — Le 30 mai 1887, je suis appelé à Reuil, auprès de Hyacinthe S..., 54 ans, atteint de mal de gorge avec étouffements ; je constate l'existence de fausses membranes dans tout l'isthme du gosier et jusque dans le pharynx. Déjà asthmatique, il éprouve une grande gêne à respirer, la voix est rauque et en partie éteinte ; il souffre depuis trois jours ;

la nuit dernière, il a été obligé de se lever et d'aller dans la cour pour respirer ; son état est grave : je prescris 5 gr. borax à doses fractionnées dans les 24 heures Le lendemain, amélioration légère, respiration plus facile, diminution des fausses membranes ; le surlendemain, le mieux continue et s'accentue ; le quatrième jour, le malade cesse le traitement ; le sixième jour, il est repris de plus belle d'étouffements, et il est de nouveau obligé de courir dans la cour pour trouver de l'air, les fausses membranes sont revenues ; il reprend le traitement, une salivation excessivement abondante survient et continue, jusqu'au 12 juin, époque à laquelle je fais réduire la quantité de borax à 2 gr. par jour, guérison le 18.

Pendant ce temps, sa fille Azélie S..., 18 ans, est également prise d'angine couenneuse, mais le traitement est régulièrement suivi et la guérison ne se fait pas attendre : en huit jours tout danger a disparu.

Le 29 août, à Bucamps, je vois un jeune

homme de 19 ans, le nommé Eugène D...,
pour un mal de gorge avec courbature et
fièvre ; je ne constate que de la rougeur des
piliers du voile du palais, je pense à une
angine simple, je prescris des émollients, la
diète et le repos, avec la recommandation de
me rappeler si la chose paraît s'aggraver. Elle
s'aggrave, en effet, après ma visite, et de plus
en plus de jour en jour ; mais on ne me rap-
pelle pas. Le 4 septembre enfin, voyant que
le malade se meurt, on vient me chercher ;
mais je ne trouve plus qu'un cadavre. Tout
me porte à diagnostiquer une angine devenue,
après ma visite, couenneuse ; cependant,
comme je ne puis l'affirmer catégoriquement,
je mets sur le certificat de décès angine *proba-
blement* couenneuse, me réservant de complé-
ter mon diagnostic et de l'affirmer, si de nouveaux cas de diphtérie se déclarent dans la
maison où il y a plusieurs enfants.

14e *observation*. — Deux jours après, c'est-
à-dire le 6 septembre, le frère du défunt, un

garçon de 12 ans, Alfred D..., est à son tour
pris d'une angine couenneuse grave avec gonflement des ganglions sous-maxillaires : prostration, aphonie et dyspnée; je lui fais prendre
mon remède non sans appréhension, car l'enfant manque de réaction, est très abattu et
maigrit à vue d'œil. Ce n'est que le troisième
jour que les fausses membranes se décident à
céder le terrain; à partir de là, l'amélioration
continue, et le 12, il est hors de danger.

Deux autres cas qui se déclarèrent encore
dans cette commune, l'un d'eux avec gonflement des glandes parotides et respiration
croupale, guérirent rapidement, toujours par
le même moyen.

J'en passe sous silence trois autres sur-
venus dans la même maison, à la Neuville-
Saint-Pierre, dont un très grave sur un enfant
de 3 ans; tous trois terminés par la guérison
avec le traitement boraté.

Je ne dis rien non plus de sept autres cas,
dont l'un soigné conjointement avec mon
confrère, le docteur *Fontaine*, de *Marseille-le-*

Petit, et les six autres par lui seul, mais selon ma méthode. Il y avait eu dans cette commune (*Coroy-Milly*) sept décès par angine couenneuse et croup.

Quelques semaines après notre entrevue, dans laquelle je lui avais fait part de mes succès par le borax, il m'écrivait : *Mon cher confrère, j'ai eu l'occasion d'expérimenter votre traitement dans six cas d'angine couenneuse et j'ai eu six guérisons, je suis heureux, etc*. Suivent les félicitations.

Enfin je terminerai par la relation succincte d'une épidémie sérieuse de diphtérie qui actuellement encore règne à Câtillon, mais dont je n'attendrai pas la fin, pressé que je suis d'en finir avec ce mémoire, qui menace de s'allonger indéfiniment.

En 1886, il y avait eu dans cette commune deux cas d'angine couenneuse assez graves compliquant des scarlatines, et, au commencement de l'année 1887, un cas rapidement mortel de croup sur une fillette de 5 ans, à Fumechon, commune contiguë, puis l'épidémie en était restée là ; on s'en croyait quitte, lorsque, en août dernier, l'épidémie manifesta de nouveau sa présence, d'abord d'une façon anodine sur un garçon de 18 ans et une jeune fille de 10 ans, qui furent si légèrement touchés qu'ils ne s'alitèrent point. Il leur resta néanmoins à tous deux un peu de paralysie du voile du palais et ils parlèrent du nez pendant un mois environ.

15ᵉ *observation*. — Le 28 août, L. Hermine, 18 ans, est prise d'angine couenneuse assez sérieuse ; traitée dès le début par le borax, elle guérit en quatre ou cinq jours ; cependant il lui resta pendant un bon mois de la paralysie du voile du palais qui, tout en gênant la déglutition des liquides, donnait à sa voix le timbre nasal.

16ᵉ *observation*. — Le 6 septembre, Victor D..., 16 ans, est également atteint d'angine couenneuse ; traité lui aussi dès le début,

il voit la diphtérie disparaître en quatre jours;
je lui conseille de diminuer la dose du médicament, mais il est vite repris et d'une façon très
sérieuse : la voix est éteinte, la respiration est
devenue difficile, la parotide droite est enflammée, gonflée et douloureuse; les fausses
membranes s'épaississent à vue d'œil, elles des-
cendent manifestement vers le larynx et re-
montent dans les fosses nasales; elles atteignent
sans doute les trompes d'Eustache, car les
mouvements de déglutition le font horrible-
ment souffrir dans les oreilles. Malgré ma
confiance en l'efficacité de mon remède, je ne
suis pas sans inquiétude pendant quelques
jours. Enfin, au bout d'une dizaine de jours de
cet état, le mieux arrive et le malade guérit
après quatre semaines consécutives de médication boratée non interrompue. Il lui reste à
lui aussi un peu de la paralysie du voile du
palais, les liquides lui reviennent parfois par
le nez et il nazonne en parlant; ces symptômes s'amendent graduellement et dispa-
raissent au bout d'un mois. Cette dernière

observation est un très beau cas de guérison
d'une angine couenneuse grave par le borax;
je n'ai, comme toujours, fait usage que de ce
seul remède. Je suis persuadé que par n'im-
porte quelle autre médication j'aurais échoué
dans mon traitement.

Je parle en véritable croyant, en apôtre;
c'est qu'en effet, je suis un peu l'un et l'autre,
car je crois sincèrement au borax, et mon rôle
est de le prêcher, ce que je fais.

Je continue la narration de l'épidémie,
narration qui me fournira de nouveaux faits
en faveur de mon opinion.

En octobre, la maladie prit tout à coup une
extension inattendue et redoubla également
de gravité : le 11, le 14, le 18, et le 19 furent
marqués chacun par un décès.

L'opinion publique les attribua à l'angine
couenneuse, en contradiction peut-être plus
apparente que réelle avec les diagnostics por-
tés par les médecins traitants qui, sans doute,
de peur d'effrayer la population, indiquèrent
sur leurs certificats les causes suivantes : *con-*

gestion cérébrale par *gourmes supprimées, chute du rectum et vaginité aphteuse*, maladies qui toutes donnèrent la mort en 24 heures !

Le jour même de l'enterrement du jeune homme mort de *congestions par suppression de gourmes*, je constatai chez son frère une *angine couenneuse*, qui datait d'une huitaine de jours (*je crache des peaux depuis huit jours*, me disait-il), et en effet, il avait des fausses membranes dans la gorge en train de se détacher ; quelques jours après le décès par *vaginité aphteuse* (les *aphtes* n'étaient sans doute que des fausses membranes et la manifestation localisée d'une diphtérie généralisée), je soignai la sœur, Maria V..., 19 ans, pour un cas de *croup* très sérieux, et dans la même maison, trois autres enfants plus jeunes, également frère et sœurs, pour des *angines couenneuses* légères qui cédèrent rapidement à l'emploi du borax.

17ᵉ *observation*. — Parmi les autres cas qui s'offrirent à moi, il en est un qui m'inspira

des craintes d'autant plus sérieuses que, ayant
été appelé en second après le traitement jugé
inefficace d'un autre médecin, je mettais aux
yeux du public en balance ma méthode et la
sienne, mais dans les plus mauvaises conditions possibles pour moi, à cause de la gravité
du mal.

Au moment où j'entrai en scène, l'enfant,
un garçon de huit ans, B. Rénuce, avait sur
les piliers du voile du palais, et s'enfonçant
dans la gorge, des fausses membranes épaisses
et très adhérentes, ainsi que sur les amygdales
et jusque dans le pharynx et aussi dans le
larynx; il y avait donc, en même temps,
angine couenneuse et croup. Sa respiration
était franchement croupale et la dyspnée considérable. J'eus tout d'abord un moment d'hési-
tation, ne sachant si je ne devais pas laisser à
la méthode classique un insuccès de plus au
lieu de l'endosser pour la mienne; l'intérêt du
malade l'emporta et je m'en réjouis aujour-
d'hui, car après huit jours de traitement par
le borax, j'eus la satisfaction de le voir hors

de danger et j'ai un succès de plus à mettre
à ma cote.

Une des observations des plus curieuses et
des plus probantes qu'il me fut donné de faire
dans cette épidémie est la suivante.

18e *observation*. — Dans une chute qu'elle
avait faite en août, la veuve V. avait reçu un
coup sur la jambe, il s'y était formé un
escarrhe qui mit longtemps à se détacher;
appelé auprès d'elle au commencement de
septembre, je fus obligé vers le 15 de le cou-
per par morceaux.

En dessous, la plaie était de bonne nature
quand, vers le 20 du même mois, elle changea tout à coup de caractère, et de vermeille
qu'elle était, se recouvrit d'un enduit grisâtre
très adhérent et ayant une tendance manifeste
à se glisser entre le derme et les muscles, le
pourtour s'enflamma, devint rouge, tuméfié et
douloureux, la plaie sembla s'enfoncer, ses
bords devinrent à pic et elle gagna du terrain
de jour en jour en largeur et en profondeur.

Croyant à une influence diathésique ancienne,
je soumis ma malade au traitement spécifique
des accidents tertiaires, et localement je fis
des lotions avec le vin aromatique et cherchai
à stimuler une réaction par l'adjonction du
styrax au cérat dont je me servais pour le pan-
sement, rien n'y faisait, la plaie grandissait
toujours avec son exsudat de mauvaise nature.

Au bout de six semaines de ce traitement,
j'étais moins avancé que le premier jour. Je
résolus d'avoir recours à un puissant modificateur, au fer rouge. Mais, après cette détermi-
nation prise et le jour fixé pour l'opération,
l'idée me vint que j'avais peut-être affaire à
une manifestation de la diphtérie qui régnait
dans la commune.

Pour en avoir le cœur net, je soumis ma
malade au traitement boraté, absolument
comme si elle avait une angine couenneuse;
en quatre jours la plaie changea complètement
d'aspect, la fausse membrane grise qui la
recouvrait disparut et les bourgeons charnus
se montrèrent; je fis continuer le borax encore

pendant trois jours, et ce fut tout le traitement ;
à partir du cinquième jour, la cicatrisation
commença et se fit rapidement ; cette observation peut se passer de tout commentaire,
aussi n'en ferai-je aucun. Cependant ce serait
bien le cas d'ajouter : *Morborum naturam
ostendunt remedia*.

J'avais alors en traitement, en dehors du
cas intéressant dont je viens de parler, sept
autres cas d'angine couenneuse ou de croup.

L'occasion me sembla favorable d'essayer
le borax à titre préventif et de renouveler
l'expérience que M. N., maire d'A., avait
tentée avant moi dans une épidémie de même
nature qui désolait sa commune en 1885,
comme je l'ai dit plus haut.

Je fis déposer à la mairie de Câtillon une
vingtaine de flacons d'eau boratée. M. le Maire
accepta avec empressement ma proposition,
et sur ma recommandation, engagea les habitants, surtout des maisons contaminées, à
donner le médicament qu'il mettait à leur
disposition aux enfants non malades pour les

empêcher de le devenir si faire se pouvait.

Je risquais gros en cas de non réussite, je risquais de compromettre mon remède et moi-même que l'on aurait accusé, sans doute, de faire de la réclame, mais j'avais confiance et surtout j'étais poussé par le besoin de savoir si, oui ou non, le borax pouvait agir, à l'occasion, comme prophylactique.

L'expérimentation ne me fut pas défavorable ; diverses familles suivirent les conseils du maire et firent usage du remède à titre préventif, et à partir de cette date, l'épidémie parut s'éteindre. Le mois de novembre, tout entier, se passa sans nouveau cas d'angine couenneuse ou de croup.

Je me garderai bien de tirer de là aucune conclusion, je sais combien est trompeur le raisonnement du *post hoc ergo propter hoc*. Cependant, il y a peut-être là quelque chose ? je pose un point d'interrogation.

19e *observation.* — Je suis, le 1er décembre 1887, appelé auprès d'un enfant, Léon G., 12

ans, atteint d'angine couenneuse et de croup.
Les parents avaient négligé de faire prendre le
médicament à titre préventif. Je trouve le
malade en proie à une dyspnée considérable,
l'air passe avec peine dans le larynx, la respiration est anxieuse, il y a tirage manifeste, la
toux est rauque et la voix éteinte, je demande
depuis quand l'enfant est malade, il l'est depuis
cinq ou six jours! Un médecin est passé le
matin et l'a condamné, c'est pour cela que
l'on a recours à moi et à mon remède. Je
préviens les parents que je considère le cas
comme à peu près désespéré, mais qu'il faut
malgré tout essayer mon remède; le lendemain 3, légère amélioration; le 4, mieux
sensible; le 5, plus de fausses membranes dans
la gorge, le timbre de la voix est revenu,
respiration facile et presque normale, l'enfant demande à manger et se lève; le lendemain, je le trouve guéri et lui permets de se
nourrir; je n'y retournerai plus. Je suis heureux de compter un nouveau et surtout un
très beau succès.

*

Mais, le lendemain, pendant que les parents sont partis travailler et l'ont laissé seul à la maison, leur porc jette en bas la porte de son étable et se sauve dans le jardin, l'enfant court après, le chasse d'un côté, l'animal se sauve de l'autre et, en fin de compte, toujours poursuivi, rentre dans son étable. Pendant ce temps là il tombe de la neige fondue, l'enfant repend la porte de l'étable et met à ce travail un certain temps pendant lequel la gouttière lui verse dans le dos son contenu d'eau glacée.

Le soir même, il est repris de tous les symptômes du croup. Les parents reprennent le traitement et attendent que je passe à Câtillon pour me faire entrer; comme je ne passe pas, on vient me chercher le 10, je trouve non seulement le croup, mais la diphtérie descendue dans les ramifications bronchiques des deux poumons, l'air ne pénètre que dans les grosses bronches, il est irrévocablement perdu; en effet, il succombe le lendemain.

Que conclure de là? Si le borax n'a pu le sauver une deuxième fois, faut-il dire qu'il est sans action dans la diphtérie? Autant lui demander d'empêcher de se noyer ceux qui se jettent à l'eau.

Cette observation, loin d'ébranler ma confiance en l'efficacité de ma méthode, n'a fait que la confirmer de nouveau. Il est de toute évidence que je dois tenir compte du succès primitivement obtenu et que l'insuccès final ne m'est en aucune façon imputable.

Il en est de même pour la dernière observation que j'ai à relater et dans laquelle il y eut également décès.

20ᵉ *observation*. — Le 25 du même mois, je suis appelé dans la même famille, à Fumechon, commune contiguë à celle de Câtillon, pour un enfant de 22 mois, Ernest G..., atteint d'angine couenneuse depuis *sept à huit jours!* Sa grand'mère ne s'en inquiétait pas outre mesure, prenant cela pour un mal de dents. Je trouve le malade en proie à des accès de suffocation, se débattant dans les bras de la femme qui le soigne et la frappant de ses petites mains en pleurant et criant, car le pauvre petit se défend comme il peut contre le mal qui l'étreint, la période de l'asphyxie est arrivée; j'institue malgré tout mon traitement, mais je laisse aux parents peu d'espoir, je les prie même, si l'enfant est mort le lendemain, ce qui, selon moi, doit arriver, de me le faire dire pour m'éviter une course inutile. Le lendemain, malgré tout, il est encore vivant; quand j'arrive, il n'a plus d'accès de suffocation, mais il me paraît plus faible, il succombe dans la journée, quelques heures après ma visite.

Est-ce encore là un insuccès et faut-il sur ce cas juger une méthode?

Encore une fois, je n'ai jamais dit que le borax ressuscitait les morts. Il a besoin, pour faire sentir son action, qu'on lui accorde un certain délai; il faut qu'il soit absorbé, qu'il passe dans le sang et qu'il revienne ensuite s'éliminer par les glandes salivaires; il faut que le sujet ait encore une certaine vigueur et qu'il ne soit pas terrassé par le poison diphtéritique, que la période asphyxique ne soit pas commencée; il faut, en un mot, qu'il ne soit pas aux trois quarts mort. L'essayer dans un cas de croup qui date de cinq ou six jours, quand l'enfant est mourant, c'est folie que d'en espérer un miracle.

Le croup passe aux yeux des habitants de la campagne pour débuter brusquement; c'est là une erreur qui a coûté la vie à bien des petits êtres; le paysan ne va jamais chercher le médecin trop tôt, cependant il se déciderait à le faire s'il savait que cette maladie débute au contraire insidieusement et petit à petit; que, dans sa première période, il est possible de la combattre avec succès. Il suffit, pour cela, d'arriver à temps et de donner, je parle par expérience, du borax en potion et à doses fractionnées, pour voir tout danger disparaître comme par enchantement.

En tous cas, comme c'est un remède inno-cent et qu'il est à la portée de chacun (toutes les femmes de ménage s'en servent pour donner du glacé au linge qu'elles repassent); je vou-

drais que dans tout mal de gorge, sérieux ou
non, il fût d'abord administré, comme je l'ai
déjà dit, par les parents en attendant le médecin. Combien de croups mortels seraient con-
jurés par ces simples précautions ? nul ne peut
le dire. Si l'on agissait ainsi, le médecin n'aurait souvent qu'à constater la disparition du
danger couru, mais nous sommes encore loin
de là, il faut auparavant convaincre mes confrères pour qu'ils donnent eux-mêmes ces
conseils à leurs clients, et ce n'est pas chose
facile que de faire abandonner à un médecin une méthode à laquelle il a confiance ;
chacun de nous a sa manière de traiter la
diphtérie, différente en quelques points de celle
du voisin ; le terrain dans lequel je sème aujourd'hui ma graine est donc mal préparé pour
recevoir ma semence, puisqu'il est occupé par
d'autres plantes, plus ou moins vigoureuses,
qu'il faudrait préalablement extirper.

Ce travail d'extirpation, je ne l'entrepren-
drai pas, le temps s'en chargera.

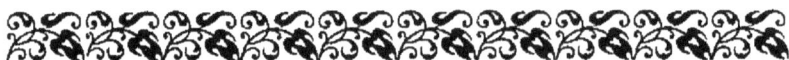

VII

CONCLUSION

DE février 1884 jusqu'au 18 août 1886, première date à laquelle j'avais arrêté d'abord le présent mémoire, sur 63 cas d'angine couenneuse et de croup, tous traités *uniquement* par le borax, sans addition *d'aucun autre médicament*, j'eus à noter 3 décès.

Huit mois après, le 25 avril 1887, sur 73 cas, je n'avais encore que 3 décès.

Aujourd'hui, en février 1888, je n'ai toujours que mes 3 décès sur 125 cas.

Il est vrai que je ne fais pas entrer en compte les 8 décès des 5 premières et des 2 dernières observations, par cette raison que dans ces cas le médicament n'a pas eu le temps, selon moi, d'agir, la mort étant survenue dans tous quelques heures après le début du traitement, le délai le plus éloigné n'ayant été que de 36 heures.

Ce que je puis donc affirmer, c'est que *sur 125 cas moins 8 soit = 117*, j'ai obtenu *114 guérisons* quand j'ai eu devant moi *48 heures* pour le traitement.

Noyers, 7 février 1888.

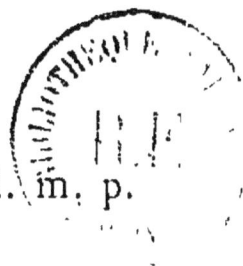

L. N. d. m. p.

MACON, IMPRIMERIE PROTAT FRÈRES